COMPTE RENDU

DE L'EXAMEN DES ÉLÈVES

DE L'ÉCOLE DE MÉDECINE DU CAIRE,

POUR LA PREMIÈRE ANNÉE DE SA RÉORGANISATION.

Procès-verbal de l'examen des élèves des sections de Médecine et de Pharmacie pour l'année 1273-1274 (1857 à 1858).

Le 21 chaâban (1) 1274 (6 avril 1858), à neuf heures du matin, les examens de l'École de médecine du Caire ont été ouverts solennellement en présence de S. E. le Ministre de l'Intérieur, délégué par le Vice-Roi, de plusieurs autres ministres, hauts fonctionnaires, chefs de religion, et d'un grand nombre de médecins employés ou étrangers, réunis dans l'amphitéâtre de l'École où se trouvaient les élèves, au nombre de cent quarante-huit (2). Le jury était composé des membres du Conseil de santé et des professeurs de l'École, à l'exception du directeur de la section de médecine, empêché.

Le docteur Clot-Bey a ouvert la séance par l'allocution suivante :

---

(1) Le calendrier musulman suivant les variations de l'année lunaire, et le mois de Ramazan étant consacré au jeûne et au repos, force a été de fixer les vacances à cette époque et de faire suivre à l'année scolaire les mêmes variations.

(2) Ces examens portent sur 18 mois d'étude, vu que la réorganisation de l'École a eu lieu le 10 septembre 1856, et qu'il n'y a pas eu, à l'époque fixée, d'examen public, l'enseignement n'étant alors établi que depuis 6 mois.

« C'est avec bonheur, Messieurs, que je me trouve » appelé une fois encore, la dernière peut-être, à con- » stater les heureux résultats d'une institution dont j'ai » dirigé les premiers travaux. J'espère que dans les dix- » huit mois écoulés depuis sa réorganisation, vous aurez » répondu à la sollicitude des professeurs distingués qu » vous initient aux sciences médicales. Vos succès seront » pour moi une consolation dont le souvenir me sera bien » cher, dans le repos que réclament mon âge et l'état de » ma santé.

» Je ne saurais trop vous exhorter, chers élèves, à la » soumission et au respect que vous devez à vos maîtres. » Et vous, qui, terminant cette année vos études, allez » commencer votre carrière médicale, ne vous écartez » jamais des doctrines rationnelles qui vous ont été en- » seignées, car elles sont consacrées par l'expérience; » prémunissez-vous contre ces prétendues sciences dites » occultes, accréditées encore en Orient, et que condam- » nent à la fois la logique et la religion; ne cessez jamais » d'acquérir des connaissances nouvelles et de suivre les » progrès incessants de la science; car, comme le dit le » père de la médecine : l'art est difficile et la vie est » courte! Faites enfin tous vos efforts pour rendre à » l'École arabe l'éclat dont elle brilla jadis. Mais qu'on » se le persuade bien, elle ne saurait trouver de garan- » ties d'existence et de progrès que dans la rigoureuse » observation des règlements qui la régissent et que trente » ans d'expérience ont sanctionnés; car les succès obte- » nus n'ont pas été seulement le résultat du talent des » professeurs et de l'émulation des élèves, mais encore » et surtout, le fruit de son organisation.

» Le seul regret qui me reste, c'est de n'avoir pas vu » l'avenir de cette École assuré par une fondation pieuse,

» et son importance accrue par son érection en Faculté.
» Espérons que le Vice-Roi, conformément aux intentions
» de son auguste père, accomplira ce double acte d'une
» protection éclairée.

» C'est dans une circonstance analogue, à la création
» de cette École, qu'un illustre académicien, rendant
» hommage à Méhémet-Ali, a prononcé ces paroles re-
» marquables : *On ignore le nom des rois qui bâtirent les*
» *Pyramides, mais on n'oubliera jamais celui des bienfai-*
» *teurs de l'humanité* (1). »

Cette allocution, prononcée en français et traduite en langue arabe, a été suivie d'unanimes applaudissements. Il a été ensuite procédé aux examens.

Les matières enseignées dans le courant de l'année et formulées en questions avaient été placées dans des urnes et tirées au sort par les candidats. Le nombre total des élèves était de 148, dont 130 pour la section de médecine et 18 pour celle de pharmacie, ce qui constitue à peu près le huitième (2).

La disproportion qui existe dans le nombre des élèves appartenant à chaque classe provient de ce que, l'École ayant été dissoute antérieurement, il a fallu les renouveler presque en totalité. Par conséquent, la cinquième classe s'est trouvée être la plus nombreuse, tandis qu'avant la suppression, les élèves, renouvelés par cinquièmes, étaient à peu près en nombre égal dans chaque classe.

---

(1) Michaud, de l'Académie française.

(2) La cinquième classe, qui figure sur le tableau dans la section de pharmacie, est composée, en grande partie, d'élèves en médecine, les matières enseignées dans cette classe étant communes aux deux sections, et les cours de physique, de chimie, de botanique, etc., étant faits par des professeurs de la section de pharmacie.

Des états avaient été préparés pour recevoir les annotations méritées. Il résulte de ces annotations que, sur 148 élèves, il n'y en a qu'un seul de *faible*, et que le nombre des *très-bien* est en grande majorité.

L'examen de chaque sujet a duré vingt minutes et jusqu'à demi-heure. Le tableau ci-annexé pourra donner une idée exacte de l'importance des questions auxquelles ils ont répondu.

Les examinateurs ne s'en sont pas tenus à une sorte de récitation qui ne saurait témoigner que de la mémoire des élèves; ils ont exigé des développements, des démonstrations, pour s'assurer qu'ils se rendaient compte des théories et de leurs applications.

En dehors des membres du jury, des médecins étrangers ont bien voulu adresser quelques questions aux élèves, qui y ont répondu à la satisfaction générale.

Fait et clos les jours, mois et an que dessus.

TABLEAU DE LA SECTION DE MÉDECINE.

NOMS DES ÉLÈVES.	Anatomie descriptive.	Physiologie.	Matière médicale, Hygiène.	Chirurgie.	Pathologie interne.	Ophthalmologie.
PREMIÈRE CLASSE.						
Chaouget Mohammed.	»	»	T. B.	T. B.	T. B.	B.
Mohammed Asmy.	»	»	T. B.	B.	T. B.	B.
Ali Kater.	»	»	»	T. B.	T. B.	»
DEUXIÈME CLASSE.						
Aly Charmy.	»	»	T. B.	T. B.	T. B.	»
Mohammed Niazi.	»	»	T. B.	T. B.	T. B.	»
Ibrahim Zaki.	»	»	T. B.	T. B.	T. B.	»
Aly Gaoudet.	»	»	T. B.	T. B.	B.	»
Mohammed Amin.	»	»	T. B.	T. B.	T. B.	»
TROISIÈME CLASSE.						
Ahmet Kolossi.	T. B.	T. B.	T. B.	»	»	»
Mohammed Babgoet.	T. B.	B.	B.	»	»	»
Aly Zohdi.	T. B.	T. B.	T. B.	»	»	»
Khaled Chafiq.	T. B.	T. B.	T. B.	»	»	»
Mohammed Jalat.	T. B.	T. B.	T. B.	»	»	»
Mohammed Nasif.	T. B.	T. B.	T. B.	»	»	»
Mohammed Khami.	T. B.	T. B.	T. B.	»	»	»
Mohammed Rouchdi.	B.	B.	B.	»	»	»
Mohammed Halmy.	T. B.	T. B.	T. B.	»	»	»
Ahmet Aref.	B.	B.	T. B.	»	»	»
Ibrahim Sabet.	T. B.	T. B.	T. B.	»	»	»
Mohammed Labib.	B.	T. B.	T. B.	»	»	»
Mohammed Dourri.	T. B.	T. B.	T. B.	»	»	»

QUESTIONS TRAITÉES.

CINQUIÈME ANNÉE.

Des miasmes. — Pleurésie chronique. — Fièvre traumatique. — Conjonctivite.
Des aliments d'origine animale. — De la ligature de l'artère radiale. — Fièvre éphémère. — Pupille artificielle.
Plaies d'armes à feu. — Hépatite.

QUATRIÈME ANNÉE.

Purgatifs. — Accidents pendant et après l'opération de la taille. — Gastrite. Cavité abdominale.
Application du froid. — Traitement de l'hémorrhagie traumatique. — Fièvre rémittente. — Région de la jambe.
Effets primitifs et secondaires des médicaments. — Amputation du bras. — Typhus. — Avant-bras.
Trépanation du crâne. — Angine pharyngée. — Saignées locales. — Région du nez
Résection de la clavicule. — Fièvre jaune. — Médication de l'appareil nerveux. — Région crânienne.

TROISIÈME ANNÉE.

Organes génitaux de la femme. — Contraction musculaire. — Médication émolliente.
Nerf sacré. — Voix et parole. — Médication de l'appareil respiratoire.
Nerfs olfactifs et optiques. — Des lèvres. — Attitudes du corps. — Médication de l'appareil génito-urinaire.
Foie. — Sens du toucher. — De la saignée.
Organes génitaux de l'homme. — Fonctions du nerf grand sympathique. — Applications émollientes locales.
Cerveau. — Développement de l'œuf. — Action des toniques.
Péricarde. — Mouvement de progression. — Action médicamenteuse. — Des boissons.
Glandes des voies respiratoires. — Sens de l'ouïe. — Action thérapeutique des bains.
Cœur. — Sens du goût. — De l'action des médicaments en général.
Du gros intestin. — Mort et rigidité cadavérique. — De l'introduction des substances médicamenteuses par la voie des poumons.
De la vessie urinaire. — Circulation du fœtus. — Art de formuler.
De la langue. — De la grossesse extra-utérine et de ses causes. — Médication spéciale de l'appareil circulatoire, et de la digitale en particulier.
De la cavité de la bouche. — De la vision. — Des substances narcotiques et de leurs effets sur le système nerveux.

TABLEAU DE LA SECTION DE MÉDECINE.

NOMS DES ÉLÈVES.	Anatomie descriptive.	Physiologie.	Matière médicale, Hygiène.	Chirurgie.	Pathologie interne.	Ophthalmologie.	QUESTIONS TRAITÉES.
TROISIÈME CLASSE.							**TROISIÈME ANNÉE.** (Suite.)
Mohammed Moxinib. . .	B.	T. B.	T. B.	»	»	»	Du canal de l'urèthre. — De l'utérus pendant la gestation. — De la médication antiphlogistique.
Ahmet Rafet.	B.	T. B.	B.	»	»	»	Glandes salivaires, fonctions du nerf de la 5e paire. — Médication de l'appareil exhalant.
Ibrahim Helmy.	T. B.	T. B.	T. B.	»	»	»	Méninges. — De l'odorat. — Médication révulsive et dérivative.
Mohammed Sadeg. . . .	B.	B.	B.	»	»	»	Moelle épinière. — Fonctions du nerf pneumo-gastrique. — Classification des médicaments.
Moustapha Faïd.	T. B.	T. B.	T. B.	»	»	»	Nerf trijumeau. — Fonctions du système nerveux. — Différents moyens de révulsion.

Kasr-el-Aïn, le 26 chaâban 1274.

Les membres du jury,

Clot-Bey, *président;*
Colucci-Bey,
Espinassy-Bey,
Ibrahim-Bey,
Chaffi-Bey, } *membres du conseil de santé;*
Les Drs Burguières,
Diamanti,
Billards;
MM. Gastinel,
Assunen-Aly,
Moustapha Elouati,
Derviche Zidan, } *Professeurs.*

TABLEAUX DE LA SECTION DE PHARMACIE.

NOMS ET PRÉNOMS.	INDICATION DES COURS PROFESSÉS ET DES NOTES MÉRITÉS. Botanique.	Minéralogie.	Géologie.	Chimie.	Physique.	Pharmacologie.	Chimie pharmaceutique.	Matière médicale.	Comptabilité pharmaceutique et formulaire.	Ostéologie.	RÉSULTATS GÉNÉRAUX.	QUESTIONS TRAITÉES.
PREMIÈRE CLASSE. — ÉLÈVES PHARMACIENS. — CINQUIÈME ANNÉE.												
Ahmet Rafik	»	»	»	»	»	T. B.	T. B.	T. B.	T. B.	»	Très-bien.	Opium. — Extraits. — Sulfate de zinc. — Cataplasmes émollients.
Ibrahim Kharboutly	»	»	»	»	»	T. B.	T. B.	T. B.	T. B.	»	Très-bien.	Ammoniaque. — Liniments. — Tannin et noix de galle. — Limonades.
DEUXIÈME CLASSE. — ÉLÈVES PHARMACIENS. — QUATRIÈME ANNÉE.												
Ibrahim Hassin	»	»	»	»	»	T. B.	T. B.	T. B.	T. B.	»	Très-bien.	Iodure de potassium. — Solutions et teintures. — Mercure et composés. — Le gramme et ses divisions.
Mohammed Taoufik	»	»	»	»	»	T. B.	T. B.	T. B.	T. B.	»	Très-bien.	Calomel. — Sucs huileux. — Gomme arabique. — États de demande.
Haçan Tohssin	»	»	»	»	»	T. B.	T. B.	T. B.	B.	»	Très-bien.	Acide chlorhydrique. — Mellites. — Scammonée. — Relevé général mensuel.
Ahmet Fanny	»	»	»	»	»	T. B.	T. B.	T. B.	T. B.	»	Très-bien.	Potasse alcoolique et à la chaux. — Sucs sucrés. — Jalap. — Petit-lait.
Ibrahim Dourry	»	»	»	»	»	B.	B.	T. B.	T. B.	»	Très-bien.	Proto et deuto-iodure de mercure. — Décoctions. — Aloès. — Conversion du gramme en gros.
TROISIÈME CLASSE. — ÉLÈVES PHARMACIENS. — TROISIÈME ANNÉE.												
Ahmet Chékil	T. B.	»	»	T. B.	B.	»	»	»	»	»	Très-bien.	Différence entre corps métalliques et non métalliques. — Immersion des corps solides. — Marche de la sève.
Hassein Zohdy	B.	»	»	T. B.	B.	»	»	»	»	»	Bien.	Iode. — Théorie du son. — Différence entre les monocotylédonées et les dicotylédonées.
QUATRIÈME CLASSE. — ÉLÈVES PHARMACIENS. — DEUXIÈME ANNÉE.												
Haçan Tahmy	T. B.	»	»	T. B.	T. B.	»	»	»	»	T. B.	Très-bien.	Iode et ses combinaisons. — Air atmosphérique. — Racines. — Fémur.
Chaker Choucry	T. B.	»	»	T. B.	T. B.	»	»	»	»	T. B.	Très-bien.	Magnésie et ses sels. — Baromètre. — Fruits en général. — Maxillaire inférieur.
Mohammed Serry	T. B.	»	»	B.	T. B.	»	»	»	»	T. B.	Très-bien.	Chlore et acide chlorhydrique. — Tubes capillaires. — Graines. — Tibia et péroné.
Mohammed Ouaby	B.	»	»	B.	B.	»	»	»	»	T. B.	Bien.	Oxydes et acides. — Chaleur. — Feuilles. — Pariétal.
Mohammed Sedky	T. B.	»	»	T. B.	T. B.	»	»	»	»	T. B.	Très-bien.	Fer et ses combinaisons. — Impénétrabilité. — Différence entre végétaux et animaux. — Sphénoïde.
QUATRIÈME CLASSE. — ÉLÈVES MÉDECINS. — DEUXIÈME ANNÉE.												
Mohammed Rafik	B.	»	»	T. B.	T. B.	»	»	»	»	»	Très-bien.	Mercure, ses combinaisons et amalgames. — Thermomètre et baromètre. — Aiguillon et épine.
Mohammed Mehry	T. B.	»	»	T. B.	T. B.	»	»	»	»	»	Très-bien.	Soufre. — Acide sulfurique. — Électricité par influence. — Fleurs.
Ahmet Mazaky	T. B.	»	»	B.	B.	»	»	»	»	»	Bien.	Plomb et combinaisons. — Compressibilité et élasticité. — Branches et feuilles.
Osman Hosny	T. B.	»	»	T. B.	T. B.	»	»	»	»	»	Très-bien.	Sels en général. — Pesanteur et centre de gravité. — Ascension de la sève.
Ibrahim Macamy	T. B.	»	»	T. B.	T. B.	»	»	»	»	»	Très-bien.	Phosphore. — Siphons. — Structure des feuilles et fonctions.

TABLEAUX DE LA SECTION DE PHARMACIE.

CINQUIÈME CLASSE. PREMIÈRE ANNÉE.

NOMS ET PRÉNOMS.	INDICATION DES COURS PROFESSÉS ET DES NOTES MÉRITÉES.										RÉSULTATS GÉNÉRAUX.	QUESTIONS TRAITÉES.
	Botanique.	Minéralogie.	Géologie.	Chimie.	Physique.	Pharmacologie.	Chimie pharmaceutique.	Matière médicale.	Comptabilité pharmaceutique et formulaire.	Ostéologie.		
Radouan Naguib.. . . .	T. B.	T. B.	»	T. B.	T. B.	»	»	»	»	»	Très-bien.	Fleurs. — Plomb et combinaisons. — Thermomètre.
Ibrahim Sabry..	T. B.	T. B.	T. B.	T. B.	T. B.	»	»	»	»	»	Très-bien.	Oxygène. — Poids des gaz. — Feldspath. — Fluides impondérables. — Fécondation.
Mohammed Refoot.. . .	T. B.	T. B.	T. B.	T. B.	T. B.	»	»	»	»	»	Très-bien.	Azotate d'argent. — Machine pneumatique. — Amphibole. — Émeraude. — Feuilles.
Mohammed Niazi. . . .	T. B.	T. B.	T. B.	T. B.	T. B.	»	»	»	»	»	Très-bien.	Sels. — Machine électrique. — Granit. — Azote. — Racines.
Haçan Mahmoud	T. B.	T. B.	T. B.	T. B.	T. B.	»	»	»	»	»	Très-bien.	Oxydes. — Pile de Volta. — Terrains secondaires. — Fer. — Fleurs.
Mohammed Sadek.. . .	T. B.	T. B.	T. B.	T. B.	T. B.	»	»	»	»	»	Très-bien.	Kermès. — Lumière. — Caractères physiques des corps. — Argent. — Fruits.
Ahmet Nadim.	T. B.	T. B.	T. B.	T. B.	T. B.	»	»	»	»	»	Très-bien.	Acides. — Chaleur. — Roches en général. — Quartz. — Différentes espèces de fruits.
Açan Edayat.	T. B.	T. B.	T. B.	T. B.	T. B.	»	»	»	»	»	Très-bien.	Alcalis. — Aéromètres. — Division des terrains. — Or. — Bourgeons.
Mahmoud Rouchdy. . .	T. B.	T. B.	T. B.	T. B.	T. B.	»	»	»	»	»	Très-bien.	Iodure de potassium. — Électricité atmosphérique. — Première époque géologique. — Mercure. — Absorption.
Ahmet Hofiz.	T. B.	T. B.	T. B.	T. B.	T. B.	»	»	»	»	»	Très-bien.	Calomel. — Lumière. — Terrains de transition. — Étain. — Séve.
Mohammed Ragueb. . .	T. B.	T. B.	T. B.	T. B.	T. B.	»	»	»	»	»	Très-bien.	Carbonate de fer. — Galvanisme. — Terrains postdiluviens. — Carbonate de cuivre. — Tiges.
Mohammed Saïd.. . . .	T. B.	T. B.	T. B.	T. B.	T. B.	»	»	»	»	»	Très-bien.	Bioxyde de mercure. — Houille. — Plomb. — Bois. — Définition de la physique.
Omar Ouaby.	T. B.	T. B.	T. B.	T. B.	T. B.	»	»	»	»	»	Très-bien.	Bismuth. — Théorie du son. — Chaleur. — Alliage de cuivre. — Germination.
Aly Nadim.	T. B.	T. B.	T. B.	T. B.	T. B.	»	»	»	»	»	Très-bien.	Bicarbonate de soude. — Arc-en-ciel. — Hydrogène. — Soufre. — Nutrition.
Moustapha Nass.	T. B.	T. B.	T. B.	T. B.	T. B.	»	»	»	»	»	Très-bien.	Oxyde de zinc. — Tonnerre. — Système cristallin. — Bismuth. — Graines.
Haçan Russin.	T. B.	T. B.	T. B.	T. B.	T. B.	»	»	»	»	»	Très-bien.	Sulfure de potassium. — Lentilles. — Chalumeaux. — Chaleur. — Diverses formes de racines.
Khalil Mafé.	T. B.	T. B.	T. B.	T. B.	T. B.	»	»	»	»	»	Très-bien.	Chlore. — Baromètre. — Déluge. — Fer magnétique. — Ascension de la séve.
Aly Osman.	T. B.	T. B.	T. B.	T. B.	T. B.	»	»	»	»	»	Très-bien.	Carbonate de magnésie. — Bouteille de Leyde. — Terrains diluviens. — Diamants. — Tiges.
Aly Fahmy.	T. B.	T. B.	T. B.	T. B.	T. B.	»	»	»	»	»	Très-bien.	Phosphore. — Siphon. — Terrains secondaires inférieurs. — Plomb. — Feuilles.
Mouné Mohammed. . .	T. B.	T. B.	T. B.	T. B.	T. B.	»	»	»	»	»	Très-bien.	Magnésie calcinée. — Porosité. — Agriculture du terrain postdiluvien. — Carbonate de fer. — Tiges.
Mohammed Kamil. . . .	T. B.	T. B.	T. B.	T. B.	T. B.	»	»	»	»	»	Très-bien.	Iode. — Statique. — Agriculture des terrains primitifs. — Métaux en général. — Organes mâles.
Aly Chaâban.	T. B.	T. B.	T. B.	T. B.	T. B.	»	»	»	»	»	Très-bien.	Azotate de potasse. — Électricité. — Cosmogénie. — Fer et manganèse. — Organes femelles.

**

TABLEAUX DE LA SECTION DE PHARMACIE.

CINQUIÈME CLASSE.

PREMIÈRE ANNÉE. (Suite.)

NOMS ET PRÉNOMS.	Botanique.	Minéralogie.	Géologie.	Chimie.	Physique.	Pharmacologie.	Chimie pharmaceutique.	Matière médicale.	Comptabilité pharmaceutique et formulaire.	Ostéologie.	RÉSULTATS GÉNÉRAUX.	QUESTIONS TRAITÉES.
	INDICATION DES COURS PROFESSÉS ET DES NOTES MÉRITÉES.											
Soliman Mohammed. . .	T. B.	T. B.	T. B.	T. B.	T. B.	»	»	»	»	»	Très-bien.	Acide sulfurique. — Prisme. — Terrains en général. — Étain. — Corolles.
Mohammed Salem. . . .	T. B.	T. B.	T. B.	T. B.	T. B.	»	»	»	»	»	Très-bien.	Iodure de potassium. — Mobilité. — Emploi des roches primitives. — Sulfure d'argent. — Calices.
Mohammed Faïd. . . .	T. B.	T. B.	T. B.	T. B.	T. B.	»	»	»	»	»	Très-bien.	Oxyde de manganèse. — Flux et reflux de la mer. — La matière. — Chlorure d'argent. — Disque.
Saleh Younès.	T. B.	T. B.	T. B.	T. B.	T. B.	»	»	»	»	»	Très-bien.	Potasse. — Aérostats. — Houilles. — Oxyde de fer. — Durée des fleurs.
Mohammed Hunein. . .	T. B.	T. B.	T. B.	T. B.	T. B.	»	»	»	»	»	Très-bien.	Zinc. — Pile de Volta. — Eau. — Oxyde de fer. — Hydratie. — Sommeil des plantes.
Ahmet Kamel.	T. B.	T. B.	T. B.	T. B.	T. B.	»	»	»	»	»	Très-bien.	Oxyde de zinc. — Liton. — Air atmosphérique. — Cuivre. — Ovaires.
Mohammed Abdallah. .	T. B.	T. B.	T. B.	T. B.	T. B.	»	»	»	»	»	Très-bien.	Acide azotique. — La terre et sa forme. — Acide carbonique. — Sulfure de zinc. — Classification des fruits.
Hassein Moustapha. . .	T. B.	T. B.	T. B.	T. B.	T. B.	»	»	»	»	»	Très-bien.	Hydrogène sulfuré. — Vitesse du son. — Terrains secondaires supérieurs. — Sulfure de plomb. — Différences entre végétaux et animaux.
Ismaïl Mohammed. . . .	T. B.	T. B.	T. B.	T. B.	T. B.	»	»	»	»	»	Très-bien.	Azote. — Air atmosphérique. — Déluge. — Cobalt. — Tiges.
Saleh el Sukary.	T. B.	T. B.	T. B.	T. B.	T. B.	»	»	»	»	»	Très-bien.	Acide sulfurique. — Hydrostatique. — Terrains primitifs. — Platine. — Respiration.
Mohammed Chaker. . .	B.	B.	B.	B.	B.	»	»	»	»	»	Bien.	Hydrogène. — Élasticité. — État de l'atmosphère à la deuxième époque. — Alumine. — Floraison.
Haçan Hassim.	T. B.	T. B.	T. B.	T. B.	T. B.	»	»	»	»	»	Très-bien	Carbonate d'ammoniaque. — Mirage. — Chaleur centrale. — Protochlorure de mercure. — Tissus cellulaires.
Hussim Assan.	T. B.	T. B.	T. B.	T. B.	T. B.	»	»	»	»	»	Très-bien.	Métaux et métalloïdes. — État des corps. — Magnétisme. — Sulfure de cuivre. — Feuilles.
Ibrahim Abdelhaïn. . .	T. B.	T. B.	T. B.	T. B.	T. B.	»	»	»	»	»	Très-bien.	Mercure. — Chute des corps solides dans les liquides. — Terrains tertiaires. — Sulfure de mercure. — Pollen.
Mohammed el Saïd. . .	T. B.	T. B.	T. B.	T. B.	T. B.	»	»	»	»	»	Très-bien.	Antimoine. — Pendule. — Hydrogène. — Ferro-lignites. — Système de Linnée.
Moustapha Kaïf.	T. B.	T. B.	T. B.	T. B.	T. B.	»	»	»	»	»	Très-bien.	Acides. — Les piles. — Différence entre formation schisteuse et granitique. — Zinc silicaté. — Labiées.
Mohammed Hafez. . . .	T. B.	T. B.	T. B.	T. B.	T. B.	»	»	»	»	»	Très-bien.	Argent. — Lumière. — Terrains de transition. — Emploi de l'antimoine et composés. — Nectaires.
Ahmet el Boghy.	T. B.	T. B.	T. B.	T. B.	T. B.	»	»	»	»	»	Très-bien.	Oxyde de zinc. — Théorie du son. — Soulèvement. — Or. — Coralices.
Latif Ebya.	T. B.	T. B.	T. B.	T. B.	T. B.	»	»	»	»	»	Très-bien.	Calomel. — Compressibilité. — Matières utiles des terrains postdiluviens. — Sulfure. — Jaune d'arsenic. — Tiges.
Eloussef Samoun. . . .	T. B.	T. B.	T. B.	T. B.	T. B.	»	»	»	»	»	Très-bien.	Acide carbonique. — Aérostats. — Terrains tertiaires. — Mercure. — Pédoncules.
Elias Moussé.	T. B.	T. B.	T. B.	T. B.	T. B.	»	»	»	»	»	Très-bien.	Brome. — Évaporation. — Ébullition. — Alluvions. — Sulfate de cuivre. — Poils.

TABLEAUX DE LA SECTION DE PHARMACIE.

CINQUIÈME CLASSE. PREMIÈRE ANNÉE. (Suite.)

Noms et prénoms.	Indication des cours professés et des notes méritées.										Résultats généraux	Questions traitées.
	Botanique.	Minéralogie.	Géologie.	Chimie.	Physique.	Pharmacologie.	Chimie pharmaceutique.	Matière médicale.	Comptabilité pharmaceutique et formulaire.	Ostéologie.		
Ahmet Fahmy	B.	B.	B.	B.	B.	»	»	»	»	»	Bien.	Acide chlorhydrique. — Pompes. — Fleuves d'Asie. — Zinc. — Floraison.
Ibrahim Bocham	B.	B.	B.	B.	B.	»	»	»	»	»	Bien.	Sulfate d'ammoniaque. — Thermomètres. — Stalactites. — Antimoine sulfuré. — Collet.
Haçan Mourieb	B.	B.	B.	B.	B.	»	»	»	»	»	Bien.	Acide cyanhydrique. — Tubes capillaires. — Attraction. — Caractère physique des corps. — Tiges.
Haçan Mohammed	B.	B.	B.	B.	B.	»	»	»	»	»	Bien.	Cyanogène. — Magnétisme. — Or. — Globe terrestre. — Stipites.
Ahmet el Houdy	T. B.	T. B.	T. B.	T. B.	T. B.	»	»	»	»	»	Très-bien.	Sulfures. — Pendule. — Définition de l'histoire naturelle. — Arsenics. — Tiges souterraines.
Habib Kamel	T. B.	T. B.	T. B.	T. B.	T. B.	»	»	»	»	»	Très-bien.	Affinité. — Électromètre. — Terrains tertiaires. — Cobalt. — Séve.
Assanen Ibrahim	B.	B.	B.	B.	B.	»	»	»	»	»	Bien.	Phosphate de chaux. — Divisibilité. — Brèche. — Alumine. — Assimilation.
Youssouf Sadek	T. B.	T. B.	T. B.	T. B.	T. B.	»	»	»	»	»	Très-bien.	Racines. — Volcans. — Soufre. — Pompes. — Carbone.
Mohammed Abouatab	T. B.	T. B.	T. B.	T. B.	T. B.	»	»	»	»	»	Très-bien.	Bois et aubier. — Air atmosphérique. — Azote. — Baromètres. — Cuivre.
Ibrahim Fahousy	T. B.	T. B.	T. B.	T. B.	T. B.	»	»	»	»	»	Très-bien.	Tissus cellulaires. — Chaleur centrale. — Chlore. — Aéromètres.
Mohammed Kalid	T. B.	T. B.	T. B.	T. B.	T. B.	»	»	»	»	»	Très-bien.	Tiges. — Eau. — Phosphore. — Analyse de l'eau par l'électricité.
Ahmed Kaif	T. B.	T. B.	T. B.	T. B.	T. B.	»	»	»	»	»	Très-bien.	Fleurs. — Écorce du globe. — Azotate d'argent. — Compressibilité.
Haçan Baguod	T. B.	T. B.	T. B.	T. B.	T. B.	»	»	»	»	»	Très-bien.	Différence entre végétaux et animaux. — Quatrième époque géologique. — Causes du déluge. — Arsenic. — Siphon.
Mohammed Mouktar	T. B.	T. B.	T. B.	T. B.	T. B.	»	»	»	»	»	Très-bien.	Différence entre feuilles simples et composées. — Terrains primitifs et de sédiment. — Acide sulfurique. — Baromètre. — Houille.
Mohammed Achmet	T. B.	T. B.	T. B.	T. B.	T. B.	»	»	»	»	»	Très-bien.	Feuilles. — Terrains granitiques et de sédiment. — Iode. — Iodure de plomb. — Porosité.
Haçan Aly	T. B.	T. B.	T. B.	T. B.	T. B.	»	»	»	»	»	Très-bien.	Fruits. — Terrains tertiaires et leurs matières utiles. — Acide azotique. — Chaleur. — Soufre.
Ahmet Labib	T. B.	T. B.	T. B.	T. B.	T. B.	»	»	»	»	»	Très-bien.	Tissus herbacés. — Cosmogénie et géogénie. — Potassium. — Pile de Volta. — Différentes espèces de bitume.
Dervich el Damvcouy	T. B.	T. B.	T. B.	T. B.	T. B.	»	»	»	»	»	Très-bien.	Étamines. — Terrains agricoles. — Or. — Équilibre des liquides.
Ibrahim Zeitoum	T. B.	T. B.	T. B.	T. B.	T. B.	»	»	»	»	»	Très-bien.	Accroissement des tiges. — Formes cristallines. — Alun. — Électricité. — Chlorure de sodium.
Kalil Ibrahim	T. B.	T. B.	T. B.	T. B.	T. B.	»	»	»	»	»	Très-bien.	Graines. — Chaleur centrale. — Hydrogène. — Aérostats. — Cuivre.
Moustapha Moustapha	T. B.	T. B.	T. B.	T. B.	T. B.	»	»	»	»	»	Très-bien.	Nutrition. — Terrains postdiluviens et matières utiles. — Diamants. — Gaz.
Moustapha Soliman	B.	T. B.	B.	T. B.	T. B.	»	»	»	»	»	Très-bien.	Organes sexuels. — Terrains diluviens. — Ammoniaque. — Brouillards.
Haçan Ibrahim	B.	T. B.	B.	B.	T. B.	»	»	»	»	»	Bien.	Calices. — Eau. — Fer. — Dilatabilité. — Définition de la minéralogie.
Costandi Kalil	B.	T. B.	B.	T. B.	T. B.	»	»	»	»	»	Très-bien.	Fleurs complètes. — Les cinq sens. — Acide carbonique. — Électricité. — Ambre.

TABLEAUX DE LA SECTION DE PHARMACIE.

NOMS ET PRÉNOMS.	INDICATION DES COURS PROFESSÉS ET DES NOTES MÉRITÉES.										RÉSULTATS GÉNÉRAUX.	QUESTIONS TRAITÉES.
	Botanique.	Minéralogie.	Géologie.	Chimie.	Physique.	Pharmacologie.	Chimie pharmaceutique.	Matière médicale.	Comptabilité pharmaceutique et formulaire.	Ostéologie.		
						CINQUIÈME CLASSE					PREMIÈRE ANNÉE. (Suite.)	
Mohammed el Kimry. .	T. B.	T. B.	T. B.	T. B.	T. B.	»	»	»	»	»	Très-bien.	Racines. — Terrains en général. — Végétaux et animaux fossiles. — Machine pneumatique. — Arsenic et ses composés.
Mohammed Radundau. .	T. B.	T. B.	T. B.	T. B.	T. B.	»	»	»	»	»	Très-bien.	Cambium. — Air atmosphérique. — Iode. — Baromètre.
Mohammed Buvocat. .	T. B.	T. B.	T. B.	T. B.	T. B.	»	»	»	»	»	Très-bien.	Moelle. — Formes cristallines. — Cristallisation. — Théorie du son.
Mohammed Foat. . . .	T. B.	T. B.	T. B.	T. B.	T. B.	»	»	»	»	»	Très-bien.	Racines. — Terrains tertiaires. — Acide sulfurique. — Aéromètres. — Antimoine.
Mohammed Ahmet Yonny	B.	B.	T. B.	T. B.	B.	»	»	»	»	»	Bien.	Vaisseaux. — Phénomènes postdiluviens. — Potasse caustique. — Centre de gravité. — Malachite.
Mohammed Rachid. . .	T. B.	»	B.	B.	B.	»	»	»	»	»	Bien.	Tissus cellulaires. — Protogine. — Hydrogène et ses combinaisons. — Plan incliné.
Haçan Hamdi.	B.	B.	B.	M.	B.	»	»	»	»	»	Bien.	Bourgeons. — Serpentine. — Composés du soufre. — Impénétrabilité. — Soufre.
Moustapha Arabia. . . .	T. B.	T. B.	T. B.	B.	B.	»	»	»	»	»	Très-bien.	Organes de reproduction. — Matières utiles du terrain tertiaire. — Cuivre. — Prisme. — Décomposition de la lumière.
Boussely Prancis	T. B.	T. B.	T. B.	T. B.	T. B.	»	»	»	»	»	Très-bien.	Écorces. — Soulèvements. — Hydrogène. — Aérostats. — Bitumes.
Mohammed Afiz.	B.	M.	B.	M.	B.	»	»	»	»	»	Bien.	Germination. — Talc et mika. — Alun. — Tubes capillaires. — Oxyde d'aluminium.
Ahmet Rassoat	B.	»	B.	B.	M.	»	»	»	»	»	Bien.	Feuilles. — Chaleur centrale. — Oxyde de zinc. — Hygromètre.
Aly Ragueb.	M.	M.	M.	M.	M.	»	»	»	»	»	Médiocre.	Disque. — Eaux minérales. — Kermès. — Vitesse du son. — Sulfure d'argent.
Mahmoud Youssef. . . .	T. B.	T. B.	T. B.	T. B.	T. B.	»	»	»	»	»	Très-bien.	Tiges. — Etat des corps. — Cyanogène. — Lumière. — Mercure.
Kalil Ramsy.	T. B.	»	»	T. B.	T. B.	»	»	»	»	»	Très-bien.	Multiplication artificielle des végétaux. — Protochlorure de mercure. — Théorie du son.
Mohammed Mohammed.	T. B.	»	»	B.	B.	»	»	»	»	»	Bien.	Affinité. — Différence entre les acotylédonées, monocotylédonées et dicotylédonées. — Mobilité.
Ahmet Rostam	B.	»	»	B.	T. B.	»	»	»	»	»	Bien.	Structure des feuilles. — Acide carbonique. — Ébullition.
Mohammed Moustapha-el-Kebir.	B.	»	»	T. B.	T. B.	»	»	»	»	»	Très-bien.	Bourgeons. — Acide sulfhydrique. — Porosité.
Soliman Abdelbary . . .	B.	»	»	M.	B.	»	»	»	»	»	Bien.	Définition du végétal. — Différence entre végétaux et animaux. — Paratonnerre. — Oxyde de carbone.
Ahmet Ananen	T. B.	»	»	T. B.	T. B.	»	»	»	»	»	Très-bien.	Fruits. — Acide azotique. — Dynamique.
Ahmet Saïd.	T. B.	»	»	T. B.	T. B.	»	»	»	»	»	Très-bien.	Graines. — Acide chlorhydrique. — Pendule.
Soliman Tarid.	T. B.	»	»	T. B.	T. B.	»	»	»	»	»	Très-bien.	Calices. — Acide sulfurique. — Chute des corps.
Aly Ananen.	T. B.	»	»	T. B.	T. B.	»	»	»	»	»	Très-bien.	Principes immédiats des végétaux. — Cyanogène et ses combinaisons. — Elasticité.
Mohammed Bokir. . . .	»	»	»	»	»	»	»	»	»	»		
Anan Yousry.	T. B.	»	»	T. B.	T. B.	»	»	»	»	»	Très-bien.	Différence entre monocotylédonées et dicotylédonées. — Mélanges et combinaisons. — État des corps.
Mohammed Sahlé. . . .	T. B.	»	»	T. B.	T. B.	»	»	»	»	»	Très-bien.	Structure des tiges. — Oxygène. — Indium.
Mohammed el Essy. . .	T. B.	»	»	T. B.	T. B.	»	»	»	»	»	Très-bien.	Racines. — Cristallisation. — Impénétrabilité.

TABLEAUX DE LA SECTION DE PHARMACIE.

NOMS ET PRÉNOMS.	INDICATION DES COURS PROFESSÉS ET DES NOTES MÉRITÉES.										RÉSULTATS GÉNÉRAUX.	QUESTIONS TRAITÉES.
	Botanique.	Minéralogie.	Géologie.	Chimie.	Physique.	Pharmacologie.	Chimie pharmaceutique.	Matière médicale.	Comptabilité pharmaceutique et formulaire.	Ostéologie.		
CINQUIÈME CLASSE. PREMIÈRE ANNÉE. (Suite.)												
Mohammed Emym.. . .	»	»	»	»	»	»	»	»	»	»	»	
Ahmet Ysaoui.	F.	»	»	F.	B.	»	»	»	»	»	Faible.	Structure des tiges. — Mélanges et combinaisons. — Propriétés de la matière.
Ahmet Sormoi	T. B.	»	»	T. B.	T. B.	»	»	»	»	»	Très-bien.	Différentes espèces de tiges. — Fontaines de compression. — Nomenclature chimique. — Acides.
Abib el Kory.	»	»	»	»	»	»	»	»	»	»	»	
Mohammed Osmy. . . .	»	»	»	»	»	»	»	»	»	»	»	
Abdelraman Chekib. . .	»	»	»	»	»	»	»	»	»	»	»	
Mohammed Réchid . . .	»	»	»	»	»	»	»	»	»	»	»	
Mohammed Oïphaï. . .	»	»	»	»	»	»	»	»	»	»	»	
Hussein Aref.	»	»	»	»	»	»	»	»	»	»	»	

Kasr-el-Aïn, le 26 chaâban 1274.

Les Membres du jury,

Clot-Bey, *président;*
Colucci-Bey,
Espinassy-Bey,
Ibrahim-Bey,
Chaffi-Bey,
} *membres du conseil de santé;*

Les Drs Burguières,
Diamanti,
Billards,
MM. Gastinel,
Assunen-Aly,
Moustapha Elouati,
Dervich Zidan,
} *Professeurs.*

RÉFLEXIONS.

Les résultats constatés par les examens de l'Ecole de médecine du Caire dont nous venons de donner le procès-verbal sont tellement hors des proportions qui s'obtiennent généralement dans les écoles, que ceux qui n'ont pas assisté aux examens seraient tentés de les mettre en doute; car ordinairement les *très-bien* et les *mal* forment le petit nombre, et les *médiocres* la plus grande partie.

Étonnés de ces succès, mes confrères et moi avons cherché à nous en rendre compte. Nous ne saurions nous flatter de posséder dans l'École des professeurs dont le mérite surpasse ou même égale celui des hommes qui sont en Europe chargés de l'enseignement. D'autre part, les élèves sont ici moins bien préparés à l'étude des sciences par une instruction première. Il faut donc attribuer ces résultats à l'organisation particulière de notre École, et ce qu'elle a de particulier le voici :

1° L'adoption du régime collégial, qui tient les élèves internés, loin de toute distraction, et obligés, par la discipline, à assister régulièrement aux cours; par conséquent, pas de *café*, pas de *Chaumière*, pas de *politique*, etc., etc.

2° L'avantage de trouver réunis dans un même lieu tous les moyens d'instruction théorique et pratique. Ainsi, point de perte de temps pour se rendre aux différents cours et suivre la pratique des hôpitaux.

3° Les répétitions des cours où les répétiteurs expliquent aux élèves les leçons des professeurs, avantage qui n'existe qu'ici.

4° L'obligation imposée aux élèves de transcrire en entier leurs leçons sur des cahiers *ad hoc*.

5° L'émulation entretenue par le désir de passer d'une classe à l'autre, passage auquel est attachée une question d'amour-propre et d'intérêt pécuniaire.

6° L'obligation où se trouve l'élève qui n'a pas satisfait aux examens de passer une année encore dans la même classe, et son renvoi de l'École, s'il ne satisfait pas aux examens de l'année suivante. Il est alors incorporé dans l'armée ou dans le corps des infirmiers : le gouvernement a bien le droit d'avoir ces exigences, puisqu'il fait tous les frais de l'entretien et de l'instruction des élèves.

7° L'unité de doctrine, qui établit que le professeur chargé de la théorie de la science en fasse l'application. Ainsi, les professeurs de chimie et de pharmacie sont en même temps directeurs des laboratoires et de l'officine pharmaceutique. Le professeur de pathologie interne est chargé de la clinique interne; celui de pathologie chirurgicale, de la clinique externe : tandis qu'en Europe ces enseignements étant faits par différents professeurs, souvent il n'y a pas unité de principes, et l'élève est livré à l'incertitude.

8° Enfin, la création d'un conseil de professeurs dont la mission est de maintenir l'ordre, la discipline et la régularité des cours, l'observation du programme, la pratique de tous les exercices et travaux. Ce conseil est encore une sauvegarde contre les abus de pouvoir (1).

(1) A propos des résultats obtenus dans l'École de médecine du Caire, j'écrivais à mon collègue le docteur Mélier, membre de l'Académie impériale de médecine : « N'est-il pas vrai, mon digne ami, que si, en Europe, les choses pouvaient être établies sur le même pied, on constaterait des résultats dont la science et l'humanité auraient à s'applaudir? »

Cette réflexion que je faisais au sujet du régime collégial appliqué

PROCÈS-VERBAL

de l'examen général des élèves sages-femmes de l'École de la maternité du Caire, pour l'année 1273-1274 (1857-1858).

Le 27 chaâban 1274 (12 avril 1858), à huit heures du matin, les membres du conseil de santé, les deux pro-

---

en France aux Écoles de médecine, je l'avais faite depuis fort longtemps, et cela a toujours été pour moi une conviction profonde, que si l'on pouvait interner les étudiants en droit et en médecine, en même temps que les progrès seraient plus rapides, l'instruction plus solide, la science plus sérieusement étudiée, les mœurs du jeune homme sortant du collége et passant, sans transition, d'un régime de surveillance et de contrainte à une liberté presque illimitée, seraient entourées de plus de sauvegarde.

Je suis heureux de me rencontrer, dans cette idée, avec des hommes dont la compétence ne saurait être méconnue, comme M. Guizot, M. Rocher, recteur de l'Académie de Toulouse, et M. Granier de Cassagnac, qui vient de faire paraître dans le *Réveil* du 24 juillet un article très-remarquable : *De l'ordre dans l'éducation de la jeunesse.*

Voici, du reste, quelques passages de cet article, aussi bien pensé que bien écrit, qui se rapportent plus directement à cette question.

Après avoir donné à l'organisation française les louanges qu'elle mérite, M. de Cassagnac ajoute :

« Il manque néanmoins un perfectionnement, d'ailleurs facile à réaliser, à cette heureuse organisation de notre système d'instruction publique. Cette mesure, entrevue depuis longtemps *par les meilleurs esprits*, souhaitée par toutes les familles, préconisée par des membres éminents de l'Université, consisterait à entourer de plus de sauvegarde la jeunesse groupée autour des Facultés de droit et de médecine. »

Le régime extérieur des Écoles de médecine et de droit n'a pas suivi les modifications survenues dans les mœurs :

« Ainsi, dans les grandes Écoles créées depuis la révolution,

fesseurs de l'hôpital de Kasr-el-Aïn, délégués, et les professeurs de l'École de la maternité, se sont réunis au jury,

---

telles que l'École polytechnique, l'École normale, les Écoles vétérinaires, les Écoles agronomiques, les élèves sont ou internés ou gardés dans l'établissement pendant toute la journée ; dans les Écoles de droit et de médecine, au contraire, les élèves sont abandonnés sans défense à tous les agents de désordre, comme à toutes les causes de dissipation. »

Puis, en face d'une immoralité reconnue :

« Il faut n'être point père de famille pour songer sans trembler aux dangers de tout genre qui attendent les jeunes gens de dix-huit à vingt ans au sein des grandes villes, siége naturel et peut-être nécessaire des Écoles de droit et de médecine. Ces jeunes gens sont livrés à eux-mêmes, la plupart loin de leurs familles, à l'âge où les passions qui s'éveillent ont besoin d'être dirigées ou contenues, et il faut qu'ils disputent à l'inexpérience, aux séductions, à mille vains plaisirs, leur santé, leur âme, leur travail et ces trois ou quatre années décisives de l'emploi desquelles dépend le plus souvent l'avenir. Il n'est pas toujours facile à l'homme déjà mûr de se préserver ; bon nombre entament dans les difficultés de la vie leur esprit, leur considération, leur fortune ; qu'on juge de ce qui se perd de jeunes gens, abandonnés sans guides au milieu de cités jadis calmes, livrées aujourd'hui à la fièvre du négoce et à l'ivresse du plaisir. »

Enfin, à ce mal évident, M. Granier de Cassagnac propose un remède :

« Nous n'hésiterions pas à donner pour base à la réforme nouvelle une assimilation aussi complète que possible entre les Écoles de droit et de médecine et certaines Écoles du gouvernement, telles, par exemple, que l'École normale supérieure et l'École polytechnique.

» Ainsi, nous désirerions qu'il fût annexé à ces dernières Écoles de grands internats, où les jeunes gens seraient reçus et surveillés jusqu'à la fin de leurs études, absolument comme à l'École polytechnique et à l'École normale. »

Le rédacteur en chef du *Moniteur des hôpitaux*, en publiant les passages de ma lettre à M. le Dr Mêlier, passages relatifs à l'ensei-

dans l'amphithéâtre de ladite École, pour procéder aux examens des élèves sages-femmes.

---

gnement médical dans l'École du Caire *, fait suivre cet extrait des réflexions suivantes :

« 1° D'abord les élèves français ne sont pas des élèves égyptiens; en sorte que s'il était vrai que le régime *collégial,* suivant les expressions peut-être trop justes de M. Clot, fût bon pour les seconds il n'en résulterait nullement qu'il ne fût pas mauvais pour les premiers. S'il en est des élèves de l'École de médecine du Caire comme de ceux de l'École vétérinaire, qu'on était obligé, suivant Hamont, de conduire à l'étude à coups de gourdin, nous comprenons à merveille le système de M. Clot. Mais, en France, ce stimulant n'est ni utile ni applicable.

» 2° Il est vrai que M. Clot se félicite du nombre des notes *très-satisfait* obtenues par les élèves de l'École du Caire; mais la qualification *très-satisfait* n'est pas une appréciation numérique, c'est une appréciation très-relative, en sorte qu'il serait fort possible que le *très-satisfait* du Caire fût l'équivalent du *médiocrement satisfait* de Paris, et peut-être même de l'absence d'un *satisfait* quelconque.

» 3° Quant à la comparaison que M. Clot cherche à établir entre l'École polytechnique et l'enseignement supérieur du droit et des sciences, cette comparaison, déjà faite plusieurs fois par des esprits superficiels, est fausse de tous points : elle est fausse, parce qu'elle confond des adolescents avec des hommes, et parce qu'elle confond des études où l'esprit n'a qu'à saisir des faits et des formules invariablement fixés d'avance, et n'a par conséquent besoin que d'application, avec des études dans lesquelles l'initiative personnelle et la liberté d'esprit sont la première condition du succès.

» 4° Enfin, s'il n'y a pas de cafés ni de Chaumière dans l'enceinte de l'École du Caire, il y a en revanche, comme dans toutes les enceintes murées, le dégoût et l'ennui, causes bien autrement puissantes que toutes les Chaumières et tous les cafés du monde, de l'inertie d'esprit et de l'ignorance qui en est le résultat inévitable. »

En rendant compte des avantages que l'instruction a retirés, en Égypte, de l'application du système collégial à l'enseignement des sciences médicales, je n'ai point cherché à établir une opinion;

* Lettre insérée dans l'*Union médicale* du 22 juin

Le tableau joint au présent procès-verbal indique les questions posées à chaque élève et les notes obtenues par

---

j'ai cité des faits, j'ai constaté des résultats. On ne saurait mettre en doute, je ne dirai pas l'opportunité, mais la nécessité absolue du casernement des élèves dans les différentes institutions de l'Égypte. Pour ne parler que de l'École de médecine du Caire, à l'époque de sa fondation, en 1826, le peuple égyptien, plongé dans la plus profonde ignorance, non-seulement ne pouvait apprécier les avantages d'une instruction quelconque, mais il se refusait encore, avec un acharnement fanatique, à toute espèce de lumières.

Dans cette disposition du peuple, que fallait-il faire? Les jeunes gens s'obstinaient à rester dans l'ignorance, les parents refusaient leurs enfants aux écoles! Un seul moyen restait, on l'employa. On fit violence aux familles, un recrutement eut lieu comme pour le service militaire, on contraignit par le casernement et la discipline cette jeunesse récalcitrante, et l'homme qui voulait à tout prix régénérer l'Égypte, Mohammed-Aly, se chargea de l'entretien de plus de neuf mille élèves, répartis dans les diverses institutions civiles et militaires du pays.

Des hommes d'un mérite reconnu étaient à la tête de ces établissements, et tous, frappés des résultats obtenus avec des moyens si précaires, des dispositions si décourageantes, reconnurent d'une manière unanime les avantages du système de casernement, et lui attribuèrent la plus grande part de ces succès.

Mais si, dans le principe, on dut recruter les élèves par la force et *à coups de gourdin*, selon l'expression un peu exagérée de M. Hamont, il faut reconnaître que les choses ont bien changé depuis. Nous en avons eu la preuve lors de la reconstitution de l'École il y a deux ans. Les jeunes gens affluaient avec une ardeur remarquable, à tel point qu'après avoir fait choix des sujets les plus aptes et les mieux préparés, plus des deux tiers ont été refusés. Les élèves renvoyés lors de la dissolution de l'École venaient se faire inscrire avec un empressement qui ne permet pas de croire qu'ils aient éprouvé, *dans ces enceintes murées*, ce dégoût et cet *ennui* auxquels M. de Castelnau préfère *la Chaumière et tous les cafés du monde.*

Mais M. de Castelnau ne désapprouve pas seulement le système

chacune d'elles. Le résultat de ces examens a été généralement satisfaisant. Cependant le jury a remarqué que

---

(chose qu'il est parfaitement en droit de faire), il met en doute la valeur des annotations obtenues par les élèves égyptiens, sans prendre garde qu'il fait ainsi injure aux hommes honorables et distingués par leur mérite scientifique qui composaient le jury d'examen. Il ignore, sans doute, que tous les professeurs de l'École du Caire sont docteurs de Facultés d'Europe, et que plusieurs ont été attachés à des Universités comme titulaires ou professeurs agrégés.

Nous pouvons donc affirmer que le *très-satisfait* du Caire équivaut parfaitement au *très-satisfait* de Paris et de tous les pays. On en trouvera une preuve dans les questions qui ont été posées aux élèves, et qui se trouvent annexées à ce compte rendu.

Les médecins étrangers à l'École qui assistaient à ces examens publics ont pu apprécier les réponses qui ont été faites, et nous n'exagérons rien en disant que le jury s'est montré plus rigoureux envers les élèves égyptiens qu'on ne l'est généralement en Europe dans ces sortes d'examens; car chaque sujet a été interrogé pendant vingt-cinq et trente minutes, alors que chez nous ces interrogatoires ne durent pas plus d'un quart d'heure.

Enfin je signalerai, comme dernière constatation des avantages qui résultent du système établi dans l'École de médecine du Caire, l'examen des douze élèves égyptiens qui eut lieu dans le sein de l'Académie en 1832. Il serait difficile de récuser le jugement porté par les membres d'un jury composé d'hommes comme Orfila, Dupuytren, Breschet, Roche, Sanson, Cloquet, Bégin, Pariset, Dubois et Marc, médecin du roi, qui déclarèrent, dans un procès-verbal imprimé dont je pourrais au besoin produire l'original, que *les élèves égyptiens, dans les examens qu'ils avaient subis, avaient donné la preuve d'un savoir aussi solide qu'étendu*. On ne saurait non plus mettre en doute le rapport du professeur Lallemand sur l'examen qu'il fit subir aux élèves en 1849, et qui fut publié.

Quant à l'application du système collégial à l'enseignement supérieur de la médecine et du droit en Europe, je persiste à croire, comme je l'ai écrit au Dr Mélier, que « *s'il était possible de l'établir en France comme cela a lieu pour l'École polytechnique, on constaterait des résultats dont la science et l'humanité auraient à*

les élèves répondaient mieux aux questions théoriques, qui n'exigent qu'un effort de mémoire, qu'aux questions pratiques sur lesquelles elles devraient principalement être exercées, ce qui tient sans doute au petit nombre d'accouchements qui ont été pratiqués à l'École dans le courant de cette année. Le jury émet le vœu que le nombre des femmes en couches admises à l'hôpital soit augmenté s'il est possible.

Fait et clos les jours, mois et an que dessus.

---

s'applaudir ». Ma pensée présentée sous cette forme, qu'avait à dire la critique? Je n'émets pas la prétention de voir adopter en France le système appliqué au Caire. Je sais fort bien que nos mœurs, nos habitudes, nos tendances, l'esprit de notre nation enfin, auraient de la peine à se plier à cette réforme; qu'en Égypte rien de cela n'existe; que l'Égyptien, homme avant le Français par son développement physique, est plus longtemps enfant que ce dernier, au point de vue moral; enfin, pour me servir de l'expression parfaitement juste de M. de Castelnau, que « *les élèves français ne sont pas des élèves égyptiens* ». Mais, convaincu des ressources qu'offre le système collégial, j'ai pu dire, ce me semble, que, *si, en Europe, son application était possible, on en retirerait des avantages incontestables.*

D'ailleurs on a pu voir par l'extrait que j'ai donné de l'article de M. de Cassagnac que je ne suis pas le seul qui aie pris l'École polytechnique comme terme de comparaison. Ai-je voulu, pour cela, assimiler l'enseignement qui se fait dans cette École avec celui de la médecine et du droit? Telle n'a jamais été ma pensée. J'ai voulu seulement donner un exemple de l'application du régime militaire dans ce qu'elle a de plus parfait, et je n'ai confondu ni des adolescents avec des hommes, ni des études qui ne demandent que l'application de l'élève, avec celles qui réclament l'initiative de l'esprit; bien que je me garde de restreindre à une sorte de répétition de formules, comme le veut M. de Castelnau, les hautes sciences qui font l'objet de l'enseignement dans l'École polytechnique, où, plus que partout ailleurs, les élèves ont besoin de cette *liberté d'esprit* qui ne s'acquiert pas, que je sache, dans le milieu où vit généralement l'étudiant en médecine.

TABLEAU DES EXAMENS DE L'ÉCOLE D'ACCOUCHEMENT.

NOMS DES ÉLÈVES.	INDICATION DES COURS PROFESSÉS ET DES NOTES MÉRITÉES.						RÉSULTATS GÉNÉRAUX.	QUESTIONS TRAITÉES.
	Anatomie et physiologie.	Accouchement.	Petite chirurgie.	Maladies des femmes.	Hygiène des femmes et des enfants.	Matière médicale.		
PREMIÈRE CLASSE.								**CINQUIÈME ANNÉE.**
Lila Aly.	T. B.	»	T. B.	T. B.	T. B.	T. B.	Très-bien.	Circulation du fœtus. — Accidents de la saignée. — Inertie de l'utérus. — Choix d'une nourrice. — Nitrate d'argent et ses applications.
Hadila Anem. . . .	T. B.	T. B.	T. B.	»	B.	M.	Bien.	Col de l'utérus. — Ses changements pendant la grossesse et l'accouchement. — Vaccination. — Avortement. — Du sevrage. — Acétate de plomb.
DEUXIÈME CLASSE.								**QUATRIÈME ANNÉE.**
Il n'y a point eu d'élèves de cette classe, qui ne s'est point recrutée par suite de la dissolution de l'École.								
TROISIÈME CLASSE.								**TROISIÈME ANNÉE.**
Hoycha Aly.	B.	»	A. B.	B.	B.	»	Bien.	Membranes du fœtus. — Mouchetures. — Hystérie. — Conformation des mamelles.
Fatma Abd-el-Ague.	A. B.	»	A. B.	B.	B.	»	Assez bien.	Cordon ombilical. — Sinapismes. — Tranchées utérines. — Toilette des enfants.
Kadiga Moustapha. .	»	T. B.	T. B.	A. B.	»	B.	Bien.	Accouchements simples. — Vésicatoires. — Hémorrhagie après l'accouchement. — Influence des maladies.
Sététa Mohammed. .	»	B.	A. B.	B.	»	B.	Bien.	Présentation du crâne. — Sangsues. — Rupture de l'utérus. — Moyen de faire venir le lait dans les mamelles.
Hamouna Hassan. . .	A. B.	»	A. B.	B.	»	B.	Bien.	Détroit inférieur du bassin. — Application des caustiques. — Descente de l'utérus. — Influence des maladies sur la sécrétion du lait.
QUATRIÈME CLASSE.								**DEUXIÈME ANNÉE.**
Nafissa Hassan. . . .	T. B.	»	B.	»	»	»	»	Os iliaque. — Saignées.
Makmaba Aly. . . .	A. B.	»	A. B.	»	»	»	Médiocre.	Sacrum. — Veines sur lesquelles on pratique la saignée.
Safia Mohammed. . .	B.	»	B.	»	»	»	Bien.	Articulation du bassin. — Saignée du pied.
Fatouma Hassan. . .	A. B.	»	A. B.	»	»	»	»	Vagin. — Difficulté de la saignée.
CINQUIÈME CLASSE.								**PREMIÈRE ANNÉE.**
Les élèves de cette classe, au nombre de dix-huit, n'ont pas été examinées attendu qu'elles ne sont à l'École que depuis quelques mois.								

Fait et clos le 29 chaâban 1274.

Le président du jury,

CLOT-BEY, président.
COLUCCI-BEY.
BURGUIÈRES.
MOUSTAPHA-SOUHI.
SAIDA-AHMET.

RÉFLEXIONS.

L'École d'accouchement, la première qu'on ait créée en Orient, compte environ vingt années d'existence. Ce fut une grande et généreuse pensée pour un prince musulman que celle d'élever des femmes à la vie intellectuelle, pour faire servir leur instruction au soulagement des maux qui atteignent particulièrement les personnes de leur sexe, auxquelles la religion et l'état des mœurs permettent difficilement de recourir aux soins des médecins.

L'empire des idées de séquestration était tel, qu'on ne put d'abord avoir pour élèves que des négresses; mais les maladies causées par l'influence climatérique en ayant fait périr en peu de temps le plus grand nombre, force fut de recourir aux filles indigènes. On parvint, non sans peine, à en réunir soixante, que l'on dut prendre bien jeunes, car tout était à faire pour leur instruction. Voici le plan d'études qui a été adopté et qui continue à être suivi :

1° Étude de la langue arabe poussée assez loin pour que les élèves puissent lire et écrire correctement. — Étude des quatre règles fondamentales du calcul et des principes de géométrie nécessaires à l'intelligence de l'obstétrique. — Étude des éléments de cosmographie propres à rectifier et à développer les idées.

2° Pour l'enseignement spécial et théorique, mêmes matières que celles de l'École d'accouchement de Paris, augmentées d'un cours d'anatomie, de physiologie, de chirurgie ministrante, de matière médicale, de pharmacie, et enfin d'un cours des maladies des femmes et des enfants.

www.ingramcontent.com/pod-product-compliance
Lightning Source LLC
LaVergne TN
LVHW052026160826
845678LV00003B/1226

* 9 7 8 2 3 2 9 6 2 6 0 0 0 *